DE

L'HOMŒOPATHIE

EN DEHORS

DES PRÉJUGÉS DE SES ADVERSAIRES

ET

DES EXAGÉRATIONS DE SES PARTISANS

PAR

J. DE MONESTROL

Amicus Plato,
Sed magis amica veritas.

PARIS

J. B. BAILLIÈRE ET FILS

LIBRAIRES DE L'ACADÉMIE IMPÉRIALE DE MÉDECINE,

Rue Hautefeuille, 19.

LONDRES	NEW-YORK
HIPP. BAILLIÈRE, 219, REGENT STREET.	BAILLIÈRE BROTHERS, 440, BROADWAY.

MADRID, C. BAILLY-BAILLIÈRE, CALLE DEL PRINCIPE, 11.

1861

DE

L'HOMŒOPATHIE

TRAVAUX DU MÊME AUTEUR.

La goutte. Mémoire sur la cause des maladies goutteuses et sur leur traitement par la méthode homœopathique. Paris, 1855, in-8 de 96 pages.................................... 1 fr. 50

De l'Homœopathie, de sa doctrine, de ses prescriptions et du régime à suivre pendant le traitement des maladies aiguës et chroniques. Deuxième édit. par F. PERRUSSEL et J. de MONESTROL. Paris, 1853, in-12.................................... 1 fr.

Conservation de la santé. Manuel d'Hygiène à l'usage de tous, mais principalement des personnes qui ont adopté la doctrine de HAHNEMANN. 2ᵉ édition augmentée. Paris, 1861.

CORBEIL, TYPOGRAPHIE DE CRÉTÉ.

DE
L'HOMŒOPATHIE

EN DEHORS

DES PRÉJUGÉS DE SES ADVERSAIRES

ET

DES EXAGÉRATIONS DE SES PARTISANS

PAR

J. DE MONESTROL

Amicus Plato
Sed magis amica veritas.

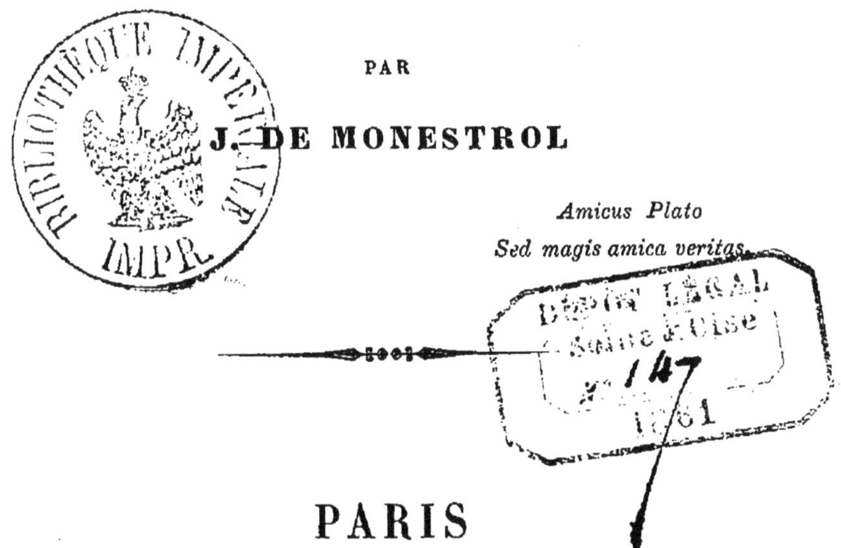

PARIS

J. B. BAILLIÈRE et FILS

LIBRAIRES DE L'ACADÉMIE IMPÉRIALE DE MÉDECINE,

Rue Hautefeuille, 19.

LONDRES	NEW-YORK
HIPP. BAILLIÈRE, 219, REGENT STREET.	BAILLIÈRE BROTHERS, 440, BROADWAY.

MADRID, C. BAILLY-BAILLIÈRE, CALLE DEL PRINCIPE, 11.

1861

A MES JEUNES AMIS

HENRI P... ET ANDRÉ R...

J. M.

DE

L'HOMŒOPATHIE

EN DEHORS

DES PRÉJUGÉS DE SES ADVERSAIRES

ET

DES EXAGÉRATIONS DE SES PARTISANS.

Amicus Plato,
Sed magis amica veritas.

AVANT-PROPOS.

Les envahissements de la doctrine de Hahnemann sont incontestables. — De toute part l'écho nous apporte le retentissement des succès qui lui sont attribués ; cependant chaque jour, nous entendons des maîtres justement honorés, flétrir de leur parole puissante l'homœopathie et les *rêves* de son auteur.

Incertains entre ces voix dont nous sommes accoutumés à vénérer les accents, et cet entraînement, qui se propage sur tous les points, et dans toutes les classes, il ne saurait être injurieux, pour qui que ce soit, de nous voir chercher de quel côté se trouve la vérité.

Si nous avions besoin d'excuse auprès des corps savants, pour oser ainsi mettre en parallèle, leur opinion avec une opinion populaire, nous pourrions la trouver dans ce vieil adage : *Vox populi, vox Dei.*

D'ailleurs, à l'heure où l'homœopathie s'infiltre partout, entre partout, dans les bureaux de bienfaisance et les hôpitaux, comme dans la pratique et les dispensaires privés ; dans les plus humbles mansardes, comme dans les plus superbes palais, il devient urgent d'en étudier sérieusement la valeur ; car si cette doctrine ou méthode renferme réellement quelque chose d'utile, il serait bientôt honteux pour nous de ne pas le connaître à fond ; si, nuisible au contraire, si elle n'est, comme on l'a dit, qu'un leurre, d'autant plus préjudiciable qu'il est plus habilement dissimulé ; il faut qu'elle soit promptement démasquée, mise à nu ; et dans le cas où cela ne suffirait pas pour en faire justice, nous serions des premiers à nous écrier :

Caveant consules !

Mais en médecine, plus que partout ailleurs peut-être, la poursuite de la vérité exige qu'on se dépouille d'avance, et autant que possible, de toute partialité et de tout préjugé. — C'est une recherche délicate et difficile ; cependant, nos appréciations pourront trouver un *criterium :*

1° Dans le plus ou moins d'accord des faits que nous aurons à examiner, avec les faits connus, avérés, acquis déjà à la science en général ;

2° Dans le plus ou moins d'accord de ces faits, des lois en vertu desquelles ils sont censés se produire, avec les connaissances traditionnelles arrivées jusqu'à nous.

C'est sous ce double rapport que nous nous proposons d'étudier, quoique très-sommairement, la doctrine hahnemannienne.

Nous n'avons à faire ni le panégyrique de Hahnemann ni sa biographie; toutefois, comme on a contesté sa compétence scientifique, il peut être bon de rappeler en quelques lignes, les études par lesquelles il préluda à ses véritables travaux.

On raconte de S. Hahnemann, qu'à l'âge de quatorze ans il remplaçait, dans sa classe, le professeur de grec; — dans sa jeunesse, il aurait traduit de l'anglais et du latin en allemand, divers ouvrages de médecine, au nombre desquels se trouvait la *Matière médicale* de Cullen. — Reçu docteur en médecine en 1781, à l'âge de vingt-six ans, Hahnemann était honoré déjà de l'amitié particulière du docteur baron Quarin, auteur de quelques ouvrages estimés de pratique médicale, et médecin de l'hopital de la Charité de Vienne. — Enfin le docteur Wagner, médecin en chef des hôpitaux, député de la Santé publique de la ville de Dresde, quittait ces fonctions, en 1784, pour en faire investir son élève et ami Hahnemann, âgé de moins de trente ans.

Étroitement lié avec Lavoisier et les autres grands chimistes de son époque, Hahnemann nous a encore ici légué de nombreuses preuves de ses connaissances spéciales; nous ne citerons que ses recherches sur l'empoisonnement par l'arsenic; et la préparation mercurielle dont s'est enrichie la pharmacie, en lui conservant le nom de son inventeur.

Après ce succinct exposé, inattaquable protestation contre toute accusation d'ignorance, il conviendrait peut-être, pour dégager d'autant le terrain, de faire justice de suite de quelques grosses imputations ayant cours parmi certains adversaires de l'homœopathie. Passons-en quelques-unes rapidement en revue; au souvenir de quelques autres contentons-nous de rappeler que jamais de gros mots n'ont avantageusement remplacé de bonnes raisons.

On a dit que l'homœopathie (c'est ainsi que Hahnemann nomme sa doctrine, et l'étymologie de ce nom est connue de tous) repousse ou néglige l'étude de toutes les sciences qui font partie du faisceau médical, ou qui s'y rattachent. — Or, quand nous verrons tout à l'heure, les soins minutieux avec lesquels les disciples de Hahnemann prétendent, d'après leur maître, que l'on doit étudier, recueillir, les symptômes dans chaque cas de maladie, nous comprendrons que cela n'est possible qu'à la condition d'avoir en anatomie, en physiologie, des connaissances aussi exactes qu'étendues.

Selon quelques-uns, les succès de l'homœopathie ne seraient dus qu'aux soins avec lesquels les adeptes de cette doctrine choisissent et prescrivent le régime de leurs malades. Ce serait une preuve de leurs connaissances en hygiène; et l'on pourrait les soupçonner au moins, d'en avoir pris une bonne partie dans les ouvrages de nos maîtres, et dans leur enseignement........

Nous croyons être plus exact en disant, qu'avides comme nous-même, de tout ce qui peut être utile à l'humanité, si les homœopathes ne laissent rien passer sans examen, ce qui est bien leur droit, ils savent aussi que rechercher et faire fructifier ce qui est bon, est pour eux, comme pour nous, une obligation de premier ordre, un devoir sacré.

Selon d'autres, les prescriptions des homœopathes ne pourraient avoir aucun effet, ne contenant rien de médicamenteux d'une part; d'autre part et *trop souvent selon les mêmes accusateurs*, l'homœopathie devrait être considérée comme dangereuse, parce qu'elle n'emploierait que de violents toxiques.—Ces deux accusations si contradictoires ne peuvent appartenir qu'à l'ignorance ou à la mauvaise foi. — Nous plaignons l'une et voudrions l'éclairer; la seconde... ne nous regarde pas ; passons et reprenons notre sujet.

Pour nous bien rendre compte de la doctrine de Hahnemann, et en juger en connaissance de cause, nous rechercherons l'opinion de ce célèbre novateur sur les points suivants :

1° Sur la vie et la santé ;

2° Sur *la* maladie en général ;

3° Nous verrons sa théorie de la psore ;

4° Ses vues sur l'individualité de chaque cas de maladie ;

5° Sur l'examen des malades, et l'importance de tous les symptômes dans la maladie ;

6° Sur la connaissance obligée de la véritable action des médicaments ; ce qu'il a nommé leur pathogénésie ;

7° Sur l'ensemble de la loi des *semblables*, exprimée par cet axiome : *Similia similibus curantur ;*

8° Enfin sur la préparation des médicaments et les doses auxquelles ils doivent être administrés.

Après nous être assuré que l'homœopathie ne veut pas, et ne peut pas se tenir en dehors des progrès de la science, puisqu'elle prétend elle-même faire partie intégrante de ce progrès, il nous faudra encore la preuve que Hahnemann ne s'est nullement placé en dehors de la tradition.

Obligé par les limites de cette esquisse, d'être très-sobre de citations, nous nous en tiendrons à une seule autorité ; nous la choisirons aussi importante que difficile à récuser, car ce sera celle de ce vieillard, que l'antiquité nous montre vénérable par ses vertus, par son jugement et son savoir; celle de ce professeur de nos professeurs, dont l'enseignement, depuis *deux mille ans*, domine tous les autres; celle de ce génie dont le temps semble de jour en jour agrandir encore la gloire : en un mot c'est Hippocrate qui doit nous servir à juger Hahnemann.

Encore un mot avant d'entrer en matière : dans cette simple exposition de doctrine, il n'y a place ni pour aucune critique ni pour aucune discussion. Nous savons tous que rien d'absolument parfait n'existe ici-bas : perfection, vérité! tout ce que l'homme peut faire c'est de tendre à s'en rapprocher. Essayons.

I

Vie. — Santé.

Hahnemann était vitaliste ; en dehors de l'organisme, et comme moteur de ses fonctions, il croyait à un principe particulier, à une force mettant et maintenant en action les divers organes ; force indivisible, pouvant, s'affaiblir, se détruire dans son ensemble, mais jamais isolément dans quelqu'une de ses parties.

Force agissant toujours dans un but unique (dans la santé comme dans la maladie), la conservation de l'existence. — Force pouvant manifester plus énergiquement, plus violemment son action sur un organe ou un système d'organes en particulier ; pouvant enfin être perturbée directement, par des causes morales, comme nous en avons la preuve dans les effets de la joie produisant la syncope, de la peur paralysant tout mouvement, de la tristesse ou du chagrin produisant les larmes, déterminant l'ictère, etc., etc.—Indirectement, par des causes matérielles, agissant alors par le trouble apporté dans quelques-unes des fonctions auxquelles nous avons dit que la force vitale préside : ainsi un refroidissement subit, troublant les fonctions de la peau en arrêtant subitement la transpiration ; une surcharge de l'estomac, venant empêcher ou troubler toutes les fonctions digestives, etc., etc.

Or il est manifeste que ce que Hahnemann nomme *force vitale, pouvoir vital*, est le même principe que celui qu'Hippocrate nomme la nature, et dont il dit :

« La nature est une ; être et ne pas être. » — *Una natura, esse et non esse* (1).

« La nature suffit à tout, pour tout... Dans l'in-

____

(1) *OEuvres d'Hippocrate*, traduites par Littré. — *De l'Aliment*, § 5.

« térieur est un agent inconnu, qui travaille pour « le tout et pour les parties (1). »

Ainsi, *nature*, *pouvoir* ou *forces vitales*, pour Hippocrate comme pour Hahnemann, c'est un agent *unique*, *indivisible*, d'une essence inconnue, qui préside à la vie, et qui, pour tous les deux, est la cause de tous les phénomènes qui constituent l'existence.

(1) *De l'Aliment*, § 2.

11

Maladie en général.

Pour Hahnemann la maladie n'est pas une entité;
mais seulement un état particulier des forces prési-
dant à la vie; et par conséquent, un phénomène,
une succession, ou un groupe de phénomènes, du
même ordre, et dépendant du même principe que
la vie.

En sorte que, les résultats de l'action des forces
vitales agissant, selon certaines lois, sur tous et
chacun de nos organes et se manifestant par la régu-
larité relative de leurs fonctions, constitueraient la
santé; tandis que la perturbation de ces mêmes
forces et ses conséquences constituerait la maladie.

L'action du pouvoir vital n'étant jamais perturbée
sans une cause matérielle ou immatérielle, connue

ou inconnue, — et cette action n'ayant besoin pour rentrer dans le rhythme normal (en outre de l'éloignement ou de la suppression de la cause) que d'être aidée, parfois, dans la voie que ce pouvoir semble s'être choisie.

Or voici ce que dit à cet égard l'oracle de Cos :

« La nature est le médecin des maladies. *Morbis natura medetur*.

« La nature trouve *par elle-même* les voies et « moyens.... »

« La nature, sans instruction et sans savoir, *fait ce qui convient....* (1). »

(1) *Épidémies*, liv. VI, sect. 5-1.

III

Psore. — Miasme psorique.

Nous connaissons tous cette grande division des maladies, en aiguës et chroniques ; et peut-être tous nous sommes-nous surpris quelquefois à chercher la ligne de démarcation qui les sépare, ou les signes qui les distinguent.

Un de nos professeurs nous a bien dit que les maladies *chroniques* sont celles que l'art n'a su ou n'a pu guérir, pendant qu'elles étaient à l'état *aigu*.

Mais il ne nous a pas expliqué comment il se fait que, chez certains individus, toutes les maladies tendent à passer à l'état chronique ; tandis que chez d'autres, elles ne dépassent jamais les périodes d'acuïté, et cela indépendamment de toute médication.

Nous rencontrerons tel sujet affecté de bronchite, qui guérira dans un, deux, trois septénaires, même sans aucun secours médical; tandis que chez un autre, nous verrons l'affection devenir chronique, en dépit de tout secours de l'art, et se perpétuer interminablement.

Ne faudra-t-il pas reconnaître que, chez ces deux individus, la puissance vitale, ou la nature, comme on voudra, se trouve dans des conditions différentes? Là, elle pouvait, par elle-même, rétablir le rhythme de son action troublée, — tandis qu'ici ses efforts restent impuissants et le seront peut-être toujours.

La bronchite aiguë avait une cause; mais c'est une autre cause qui l'a rendue chronique.

Et Hahnemann dit comme Hippocrate :

« Il faut aller à la cause et à l'origine de la « cause... »

Verum ad causam ipsam, et causæ occasionem, aut primordia, deveniendum fuit (1).

____

(1) Hippocrate, t. V, *Épidémies*, liv. II, sect. 4-5.

Recherchant donc cette cause primordiale, Hahneman a cru la découvrir dans un miasme congénital qu'il a nommé miasme psorique (que le nom soit plus ou moins juste, peu importe) il prétend, disons-nous, que la tendance à la chronicité des maladies chez un sujet, est due à son infection primitive par ce miasme spécial ; — qu'on peut supposer le pouvoir vital assez puissant pour dominer l'influence perturbatrice de ce principe, tant qu'il agit seul ; mais une nouvelle cause de perturbation survenant, leur action réunie l'emporte, et la maladie (trouble ou perturbation du pouvoir vital) qui en résulte, ne se guérit point, parce qu'une des causes étant méconnue, on ne songe pas à la combattre.

Il dit, que c'est, sans doute, à ce miasme, qu'on doit attribuer les horribles maladies connues sans les noms de *lèpre*, de *feu de saint Antoine*, de *dartres*, etc...; que par suite de soins de propreté, de pratiques hygiéniques mieux entendues, ces espèces de maladies se sont modifiées ; mais non pas guéries ; puisque de nos jours, on les voit reparaître encore, dès que les populations ou les individus, abandonnent ou négligent les soins hygiéniques dont nous venons de parler.

Comme preuve de ce qu'il avance, Hahnemann dit encore, qu'on a pu remarquer souvent, que certains exanthèmes semblent liés à la santé relative des sujets qui les portent : en sorte que l'affection de la peau disparaissant, soit spontanément, soit sous l'action de certains topiques, on la voit bientôt remplacée par une affection interne produite évidemment par la même cause. Ce qui explique comment on peut assurer que toute affection exanthémateuse est une menace ou un avertissement ; c'est ainsi que selon le grand maître :

« Les éruptions en forme de déchirure à la peau,
« annoncent la consomption (1). »

(1) Hippocrate, t. V, *Coaques*, 2e sect., § 21.

La parenté de certaines affections dartreuses avec la lèpre des anciens n'a jamais été niée.

Et si, nous ne nous étions interdit toute citation en dehors de celles de l'oracle de Cos, il nous serait facile d'accumuler les preuves de la gravité, que tous nos professeurs reconnaissent aux désordres fonctionnels ou organiques internes, résultant ou pouvant résulter de la répercussion d'un exanthème plus ou moins chronique.

Reprenons Hippocrate :

« Ceux qui ont des hémorrhoïdes ne sont pris ni
« de pleurésie, ni de péripneumonie, ni d'ulcère
« phagédénique, ni de boutons, ni d'ecthyma, ni
« peut-être de lèpre, ni peut-être d'autres affec-
« tions ; le fait est que, guéris intempestivement,
« beaucoup n'ont pas tardé à être pris de ces mala-
« dies et d'une manière funeste » (1).

« Si chez un homme guéri d'anciennes hémor-
« rhoïdes, on n'en a pas laissé une, il est à craindre

(1) Hippocrate, t. V, *Épidémies*, liv. VI, 3ᵉ sect., 23.

« qu'il ne survienne l'hydropisie ou la phthi-
« sie (1). »

Or, il est évident, dit Hahnemann, que des maladies ne peuvent se transformer ainsi l'une en
l'autre, qu'à la condition d'être, pour ainsi dire,
de commune essence.

— Les conditions spéciales dans lesquelles se
trouve chaque sujet, déterminent alors la forme
sous laquelle se montre la maladie, comme certaines prédispositions organiques déterminent encore, l'organe, l'appareil, où le système d'organes,
qui deviennent le siége de la manifestation morbide.

En sorte que si dans l'espèce, on a acquis la
preuve, comme le dit Hippocrate, que la guérison
des hémorrhoïdes (on devrait plutôt dire la rétro-
cession) a rendus funestes des pleurésies, des ulcères,
des lèpres, qui n'eussent point attaqué les hémor-
rhoïdeux, n'est-il pas évident que ce n'étaient pas seulement les hémorrhoïdes qu'il fallait guérir, mais

(1) Hippocrate, t. IV, *Aphorismes*, sect. VI, 12.

bien la *cause* pouvant produire également, et tour
à tour, les hémorrhoïdes, la lèpre, les pleurésies,
les péripneumonies, etc., etc., et que c'est seulement,
en agissant ainsi, qu'on aura satisfait à ce sage et ju-
dicieux précepte des anciens :

Tolle causam.....

IV

Individualité des cas de maladie.

De ce qui précède, nous comprendrons le peu d'importance que Hahnemann attachait au nom des maladies, ainsi qu'aux classifications des nosographes et des nosologues.

Il veut, que près d'un malade, on se préoccupe d'abord de rechercher la cause du mal, pour l'éloigner ou la détruire. Il veut ensuite, que, par un examen attentif et approfondi, on se rende compte des efforts du pouvoir vital ; qu'on examine sur quels organes se manifestent plus particulièrement ces efforts, afin de tout disposer pour les favoriser, dans une mesure justement en rapport avec l'intensité du mal, la constitution et les forces du malade.

— Or si nous ne pouvons acquérir la connaissance de tout cela qu'au moyen de certains signes et symptômes ; — Si nous savons d'une autre part, qu'une même cause peut produire des effets divers, selon les sujets qu'elle affecte ; que ces mêmes effets peuvent être encore modifiés par mille circonstances particulières ; combien perd de son importance, près du lit d'un malade, un nom, qui bien souvent, malgré ses prétentions scientifiques, ne nous apprend rien de ce qu'il nous importe le plus de savoir.

Nous avons déjà vu, que pour Hahnemann, la maladie en général n'est que *la perturbation de l'action des forces vitales ;* les manifestations de cette perturbation ayant lieu sous telle ou telle forme, déterminée par la cause d'une part, et les dispositions constitutives du sujet, de l'autre. En sorte qu'il peut y avoir autant de maladies différentes, si l'on donne ce nom à la forme morbide, qu'il y a de malades, puisque chaque cas nouveau peut exiger une médication spéciale : ce qui avait déjà fait dire à l'auteur du livre II *des Épidémies ;*

« Nous connaissons la nature variée des médi-
« caments par lesquels ils produisent tels et tels effets ;
« car tous ne conviennent pas semblablement, et
« les uns conviennent dans un cas, les autres dans
« un autre..... J'omets beaucoup d'autres remar-
« ques du même genre, ainsi : quelle dose pour
« chacun..... à quelle époque de la maladie, l'âge,
« l'habitude du corps, le régime, la saison de
« l'année, quel en est le caractère, quelle elle est,
« comment elle marche et autres choses sembla-
« bles (1). »

(1) *Épidémies,* liv. II, 3, 2.

V

Examen des maladies. — Importance de tous les symptômes.

L'individualisation des cas de maladie, ne permettant plus au médecin de baser sa thérapeutique sur un nom pris en général, il en résulte la nécessité d'un examen plus minutieux, plus approfondi, de chaque cas en particulier, afin de bien saisir les différences qui le distinguent et le séparent de tout autre cas.

On a voulu tourner en ridicule les détails dans lesquels sont entrés, à cet égard, Hahnemann et ses disciples; on n'a pas réfléchi que ce sont, parfois, les particularités les plus triviales qui constituent l'individualité. — Si faisant le portrait de quelqu'un, on trace ou l'on décrit un nez, une bouche, des

yeux, etc. ; alors même qu'on aura très-minutieu-
sement dit la couleur des yeux, la forme du nez,
la grandeur de la bouche, ce portrait pourra bien
être celui de vingt personnes sans convenir à une
seule ; mais s'il y a lieu de placer sur un point quelconque du nez, de la joue, du front, une tache, une
loupe, une verrue, immédiatement le portrait s'in-
dividualise et devient reconnaissable pour tous et
entre tous.

D'ailleurs, les œuvres d'Hippocrate fourmillent
de ces minutieux détails auxquels, sans doute, les
anciens attachaient quelque valeur ; le VIe livre *des
Épidémies* en contient de surabondantes preuves.

Dans le paragraphe 43, des *Affections internes,*
on trouve cité comme symptôme spécial et caracté-
ristique d'un cas de maladie, un *goût singulier pour
l'odeur des lampes éteintes !* — Au paragraphe 50
on trouve celui-ci : *Souffrances par l'odeur de la
terre quand il pleut, au point d'en tomber en syncope !.....*

Prenons garde que ceux à qui nous reprochons de s'éloigner de toute tradition, ne nous accusent, à leur tour, d'en avoir oublié ou d'en méconnaître la meilleure et véritable origine.

VI

Obligation d'étudier d'avance l'action des médicaments.

« .... Ainsi, je crois que tout médecin doit étu-
« dier la nature humaine, et rechercher soigneuse-
« ment, s'il veut remplir ses obligations, quels sont
« les rapports de l'homme avec ses aliments, avec
« ses boissons, avec tout son genre vie, et quelles
« influences chaque chose exerce sur chacun. Et il
« ne suffit pas de savoir simplement que le fromage
« est un mauvais aliment parce qu'il cause des dou-
« leurs à ceux qui s'en rassasient, mais il faut savoir
« *quelle* douleur il cause, pour quelle raison, et à
« quelle humeur du corps il est contraire........ »

« Donc connaître ces propriétés diverses, ce serait
« savoir se préserver des maux qu'elles causent (1). »

(1) *OEuvres d'Hippocrate*, trad. par E. Littré, t. I, *De l'Ancienne médecine*, 20, 29 *bis*.

... « L'on doit connaître les effets d'un bain donné
« mal à propos, et ceux d'un exercice inopportun ;
« jamais le même mal n'est produit par un bain et
« un exercice, pas plus qu'il ne l'est par toute au-
« tre chose, par tel ou tel aliment. *Celui qui ne*
« *connaîtra pas comment se comporte* CHAQUE CHOSE
« à l'égard de l'homme, n'en connaîtra ni les effets,
« *ni les usages convenables* (1). »

Le précepte est précis ; il ne concerne pas seulement l'exercice, le bain, les aliments, *mais toute
chose;* il faut que le médecin connaisse *les effets de
toutes choses à l'égard de l'homme*, pouvant servir
à l'homme ; ce n'est que par ce moyen qu'il en apprendra les *usages convenables*, c'est-à-dire à s'en
servir à propos.

L'école de Hahnemann accepte ce précepte dans
toute sa rigueur ; tout ce qui doit servir à l'homme
doit d'avance être étudié dans son action, être connu
dans ses effets. — Il ne lui suffit même pas que deux

(1) *De l'Ancienne Médecine,* 21.

substances aient été étudiées à part, pour en autoriser le mélange, quand il s'agit de médicaments ; elle veut que ce mélange soit lui-même essayé, étudié comme s'il s'agissait d'une nouvelle drogue.

Elle n'admet pas qu'on puisse, *a priori*, des qualités particulières et connues de deux substances, préjuger ce que leur mélange ou leur combinaison pourra produire. — Et sans citer à combien de corps, à combien de substances, n'ayant aucun rapport de formes, de goût, de propriétés enfin, l'oxygène, l'hydrogène et le carbone peuvent donner naissance, par la seule variété de leurs proportions, elle insiste sur la difficulté que nous avons à constater, autrement que par l'expérience, le changement radical qui peut se produire du simple mélange de deux substances, à leur combinaison ; disant que, tandis que le mélange de l'oxygène et de l'azote produit l'air respirable ; la combinaison des mêmes corps donne naissance à l'acide nitrique ou azotique, etc., que même sans aller aussi loin, et prenant des exemples plus vulgaires, on sait qu'en mélangeant à du cuivre, métal d'une certaine ductilité, de l'étain, métal *encore plus ductile*, on obtient le bronze, nouveau produit cent fois plus dur, plus résistant que ses deux congénères. Comment, dit cette école, se douter avant l'expérience, qu'avec des chiffons de lin ou de chanvre, de l'écorce de bois, de la paille, de la filasse et de l'acide sulfurique, on produirait du sucre? ou bien qu'en combinant de la silice, de la soude et du plomb, on obtiendrait un corps aussi translucide que le cristal?... etc., etc....

La nécessité de l'expérimentation des médicaments étant admise, il en résulte, selon Hahnemann, l'obligation de faire cette expérimentation sur l'homme en état de santé. — La perturbation dans les lois de la vie constituant la maladie, les diverses formes sous lesquelles peut se manifester cette perturbation; ce fait, bien constaté déjà par l'auteur du livre des *Épidémies*, que les malades ressentent différemment les effets d'une même substance, semblent mettre hors de doute cette obligation.

D'ailleurs, dit-on, quel est l'opérateur, qui, dans une analyse, une étude quelconque, voudrait sciemment, se servir d'instruments faussés, ou en mauvais état; de réactifs impurs, dénaturés ou falsifiés?

VII

Loi des semblables.

Si sommaire que soit l'étude que nous nous proposons de faire de ce point capital de la doctrine hahnemannienne, elle se lie à des considérations préliminaires que nous ne pouvons passer sous silence.

Si les vues des homœopathes ne sont pas toujours justes, ce qu'il ne nous appartient pas encore de décider, du moins leurs arguments sont assez spécieux pour mériter d'être cités.

Toute science, disent-ils, se constitue par la connaissance d'une loi fondamentale, à laquelle doivent se rattacher tous les faits qui se rapportent à cette science. — En sorte que cette loi soit d'abord l'explication des divers phénomènes qui nous frappent, ou que nous voulons étudier, et qu'elle soit ensuite le moyen de reproduire ces mêmes phénomènes, dans la limite de nos connaissances et de la puissance humaine.

L'astronomie n'a pris son rang parmi les sciences que du jour où Kepler et Newton nous ont démontré la loi qui préside aux mouvements des corps célestes.

C'est la loi d'attraction qui constitue la science de l'astronomie.

Sans loi fondamentale donc, pas de science; c'est incontestable.

Pour la médecine, Galien (1) avait bien compris la nécessité d'une loi, lorsque, trompé par de fausses apparences, il proclama, comme base de cette science, la loi des contraires, « *contraria contrariis curantur.* »

Cet axiome, seul, indiquait déjà une appréciation erronée.

Les *contraires* ne sauraient jamais s'allier ni se modifier mutuellement.

(1) *OEuvres médicales,* trad. Daremberg.

Le bien est le *contraire* du mal.

La vie est le *contraire* de la mort.

Une chose ne saurait être à la fois bien et mal; l'un exclut l'autre.

Un corps est mort ou vivant; l'un ou l'autre exclusivement.

Les contraires n'existent pas, à proprement parler, dans le monde physique; mais on y trouve des oppositions, des contrastes, des diversités et des ressemblances. — Le froid n'est pas le contraire du chaud; car le corps le plus froid conserve toujours assez de calorique pour que nous puissions le concevoir encore plus froid. — Ainsi du reste; les contraires ne sont plus alors que des opposés dans la *même* échelle.

Au surplus, pour éviter toute futile discussion sur des mots, prenant le terme de *contraire* comme ne voulant exprimer qu'une idée de contraste ou d'opposition, la prétendue loi de Galien n'en recevrait pas moins de bien fréquents démentis dans la pratique. Le froid ne guérit pas toujours le chaud, puisqu'il le produit quelquefois ; si l'on met ses mains momentanément dans la neige, si on les frotte avec de la glace, on les sent bientôt plus brûlantes qu'après les avoir tenues longtemps près d'un bon feu...

Galien n'avait pas tenu compte sans doute de la réaction qui s'opère, dans un organisme vivant, contre tout ce qui peut l'affecter ; réaction qui produit secondairement un effet toujours opposé à l'effet primitif : c'est pour cela qu'une constipation opiniâtre succède, comme conséquence, à l'usage des purgatifs, et l'insomnie à l'usage des opiacés, etc.....

D'ailleurs, disent toujours les homœopathes, n'est-il pas oiseux de discuter la prétendue loi des contraires? Qui donc s'en soucie dans la pratique? Et dans l'emploi de l'huile de foie de morue, de l'iodure de potassium, du sulfate de quinine, etc., tels qu'ils sont administrés aujourd'hui, quel rapport peut-on trouver avec l'axiome de Galien?

Certes, nous voulons bien tous « réchauffer ce
« qui est trop froid, rafraîchir ce qui est trop chaud,
« humecter ce qui est trop sec, dessécher ce qui est
« trop humide (1), etc., etc.

C'est-à-dire changer ce qui nous paraît être mauvais en tout autre état qui nous paraît être plus
normal.

C'est-à-dire encore, guérir et arriver, dans ce
sens, au *contraire* de la maladie ; or, c'est là le but
de toutes les écoles, de tous les systèmes, de toutes
les médecines et de tous les médecins.

Mais c'est le moyen d'arriver à ce but, c'est la recherche de la loi en vertu de laquelle la guérison
doit se produire, qui nous préoccupe : cette loi,
comme nous l'avons vu, devant constituer la science
médicale tout entière.

Εὕρηκα dit Hahnemann,
Similia similibus curantur...

L'état normal de l'existence est la santé ; la ma-

(1) Galien, *OEuvres médicales*, trad. par Daremberg.

ladie n'est autre chose que le trouble de cet état.

Toute action sur l'organisme, par un agent quelconque, ne peut se manifester que par une perturbation de l'état dans lequel cet organisme se trouve.

Les substances que nous disons toxiques, ou médicamenteuses, n'ont pour nous de valeur que parce qu'elles possèdent cette puissance de perturbation.

En sorte que toute substance médicamenteuse, et toute cause de maladie ayant un effet similaire, un trouble de l'état normal, une perturbation de l'état actuel de l'organisme; la médecine ne consiste que dans la science d'opposer au trouble de la maladie le trouble du médicament (1).

En sorte encore, qu'on peut dire que du jour où *la médecine a guéri*, elle a dû guérir, forcément, en vertu de la loi des semblables.

Le trouble a guéri le trouble.

Nous venons de dire que la science médicale con-

____

(1) On voit que c'est presque la théorie de la loi de substitution, ou de la méthode substitutive de nos professeurs.....

siste à opposer le trouble médicamenteux au trouble pathologique.

Or, l'expérience nous apprend deux choses : qu'un trouble peut se compliquer, dans l'organisme, d'un trouble nouveau, quand ils sont de différente nature. — Mais que deux troubles se manifestant par les mêmes effets, ne sauraient exister en même temps. — Le problème consiste donc à choisir, comme médicament, la substance produisant dans l'organisme les effets primitifs le plus semblables possible à ceux produits par la cause morbide.

C'est-à-dire à compléter la loi des semblables dans son application.

N'est-ce pas ce qu'on fait en frottant avec de la neige un membre congelé, pour y rappeler la chaleur et la vie, quand on sait que, mis dans un bain chaud, ou approché du feu, ce même membre, frappé de mort, tomberait bientôt en sphacèle? Ou bien, quand avec une boisson chaude, stimulante ou spiritueuse, l'on combat les suites fâcheuses d'une chaleur trop vive, d'une température trop élevée, d'un exercice trop violent? — Celui qui vient de faire une marche forcée, qui vient de se livrer à un travail pénible à l'ardeur du soleil, etc., ne trouve-t-il pas un véritable rafraîchissement dans un verre de vin, dans quelques gorgées d'eau-de-vie, etc., quand il trouverait la mort dans un verre d'eau glacée ou dans un bain froid, etc.? — N'assure-t-on pas encore que le quinquina peut produire les phénomènes d'intermittence qu'il fait cesser? (La fièvre quinique paraît hors de doute.) — Le mercure ne produit-il pas des accidents tellement semblables à la maladie dont il est le spécifique, que les plus habiles praticiens ont pu s'y tromper? — Les émanations du soufre ne produisent-elles pas des exanthèmes de même forme que ceux qu'il guérit, etc., etc.? Faut-il un exemple plus patent encore? Voici la vaccine à l'égard de la petite vérole; et notons bien que les caractères de la véritable pustule vaccinale sont identiquement ceux de la pustule variolique, et que la seule pustule de vaccine qui puisse préserver de la variole, est celle qui présente, avec cet exanthème, la plus grande similitude dans sa forme et dans ses périodes d'incubation, d'éruption et de dessiccation (1).....

La loi des semblables, en la supposant démontrée, existait certainement avant Hahnemann, tout aussi bien que la loi d'attraction existait avant Newton. — Dès lors il ne serait pas naturel qu'une loi aussi importante se fût formulée, sans avoir été déjà, dans le cours des âges, pressentie, présumée ou supposée (2).

(1) Notons encore que cette découverte de Jenner, aujourd'hui confirmée par l'expérience de près d'un siècle, ainsi rapportée à la loi des semblables, ouvrirait à la médecine un immense champ, et pourrait devenir pour l'humanité le point de départ d'inestimables bienfaits, en permettant de traiter, non-seulement les maladies déclarées, mais même les germes de certaines maladies, ou de certaines formes de maladies, dont les symptômes et les évolutions sont connus.

(2). La loi d'attraction était connue bien longtemps avant que Newton l'eût démontrée. Ainsi le Dante qui vivait quatre cents, ans avant Newton, fait dire à l'un des personnages de sa *Divine Co-*

Continuons nos recherches dans les œuvres venues jusqu'à nous sous le nom si imposant et si respecté d'Hippocrate; nous trouvons en effet ce qui suit :

« ..... Autre procédé; la maladie est produite *par*
« *les semblables; et par les semblables que l'on*
« *fait prendre, le patient revient de la maladie à*
« *la santé.* Ainsi ce qui produit la strangurie qui
« n'est pas, enlève la strangurie qui est; la toux
« comme la strangurie est causée et enlevée par les
« mêmes choses..... »

« Autre exemple; si à un homme qui vomit, on
« donne à boire de l'eau en abondance, on le débar-
« rasse avec le vomissement de ce qui le fait vomir;
« de la sorte, vomir enlève le vomissement..... »

« ... S'il en était de même dans tous les cas, la
« chose serait entendue, et l'on traiterait tantôt par

médie :(dernier chant de l'Enfer) en parlant du centre de la terre :
« *Tu as passé le point vers lequel, de toutes parts, les corps
sont attirés.* »

« les contraires, suivant la nature et l'origine de la
« maladie, tantôt par les semblables suivant encore
« l'origine de la maladie (1)..... »

Décidément le *rêve* de Hahnemann avait été fait
par d'autres que par lui et avant lui. Poursuivons :

« Si à la suite de l'ivresse il y a mal de tête, boire
« une cotyle de vin pur (2). »

« Les douleurs aux yeux se guérissent quelque-
« fois par l'usage du vin pur (3). »

Il est difficile de méconnaître, dans ce qui précède, une application du *similia similibus curantur*.
— Le vin, pris en certaine quantité, peut causer
certaines douleurs de tête ; c'est pour cela que, dans
certaines circonstances encore, il peut les guérir.

L'usage ou l'abus du vin pur, produit parfois,
certaine affection des yeux.

Hippocrate constate encore que le vin pur peut
les guérir; mais il dit, « quelques fois. » Un pas de

(1) Hippocrate, t. VI, *Des lieux dans l'homme*, 42.
(2) *Épidémies*, liv. II, sect. 6-30.
(3) *Aphorismes*, sect. VI, 32.

plus, et lui qui veut que l'on étudie les maladies *par leurs* SIGNES (1), aurait su reconnaître les signes caractéristiques de ces *quelques fois :* — et alors que de tâtonnements, que de malheureux essais, que d'affligeantes douleurs épargnés aux pauvres malades !

Résumons : Étude des substances médicamenteuses sur l'homme en état de santé, pour en connaître et constater les effets ; application ou emploi de ces substances, selon la similitude de leurs effets avec les symptômes de la maladie ; telles sont les bases principales de la doctrine de Hahnemann, telle qu'on la trouve formulée dans ses ouvrages.

— Or nous venons de voir que si cette doctrine n'est pas absolument identique à celle d'Hippocrate, du moins nous pouvons constater qu'elle ne lui est certes pas complétement étrangère.

On a dit que c'est en traduisant la matière médicale de Cullen, que Hahnemann frappé du peu de

____

(1) Hippocrat , t. VI. *De l'art.* 16.

valeur des hypothèses émises pour expliquer l'action des médicaments, prit le parti d'en faire l'essai sur lui-même. — C'est possible, mais nous pouvons croire aussi que la méditation des œuvres de l'école de Cos ne fut pas étrangère à la découverte de la loi des semblables. En sorte que sans prétendre porter la moindre atteinte aux droits et au mérite de S. Hahnemann, nous pouvons toujours saluer dans Hippocrate, le premier des médecins et le père de la médecine.

Nous avons eu l'occasion de dire que, lorsque Galien avait formulé son axiome, *contraria contrariis*, il avait méconnu la loi en vertu de laquelle tout organisme vivant réagit contre ce qui l'affecte; que de l'action des médicaments, il paraissait n'avoir vu que les effets directs ou primitifs, ou du moins il n'avait tenu aucun compte des effets indirects ou secondaires, quoique les seconds soient toujours plus durables que les premiers.

Cependant, Hippocrate avait déjà bien précisé

ces deux effets, et l'on trouve dans ses œuvres, une page à transcrire ici (1).

(Si toutes les œuvres que nous connaissons sous le nom d'Hippocrate ne sont pas de lui précisément, il paraît positif, dans tous les cas, qu'elles appartiennent bien à son école, et qu'elles sont le fruit de son enseignement, puisque les unes sont attribuées à son fils Thessalus, d'autres à son gendre Polybe.)

Voici cette page, elle vaut la peine d'être méditée.

« Dans le moment même où le froid survient et « cause de la souffrance, tout d'abord et par cela « seul le chaud arrive, *fourni par le corps*, sans qu'il « soit besoin d'aucune aide ni préparation. Et cela « s'opère aussi bien chez l'homme sain que chez « l'homme malade. En effet, d'un côté, si, en santé, « l'on veut pendant l'hiver se refroidir soit par un « bain froid, soit de toute autre manière, plus on « essaiera de le faire, sans toutefois se geler com- « plétement, plus après s'être rhabillé et mis à cou-

1) *De l'ancienne médecine.*

« vert, on éprouvera un échauffement considérable.

« D'un autre côté, si l'on veut se procurer une forte

« chaleur, soit par un bain chaud, soit par un grand

« feu, puis demeurer avec le même vêtement et dans

« le même lieu, après s'être refroidi, on éprou-

« vera un froid bien plus vif et on frissonnera bien

« davantage. Celui qui s'évente à cause d'une cha-

« leur étouffante et se donne du frais de cette ma-

« nière, se sentira au moment où il cessera de se

« rafraîchir, dix fois plus brûlant et plus étouffé que

« celui qui ne fait rien de tout cela. »

« Voici un exemple encore plus frappant : les gens

« qui, marchant dans la neige ou exposés à une tem-

« pérature rigoureuse, ont éprouvé un froid excessif

« aux pieds, aux mains ou à la tête ; que ne souffrent-

« ils pas la nuit quand ils sont abrités et placés dans

« un lieu chaud, par l'ardeur et les démangeaisons

« auxquelles ils sont en proie ! Parfois il leur sur-

« vient des phlyctènes, comme s'ils avaient été brûlés

« par le feu : et ils ne ressentaient pas ces douleurs

« avant de s'être réchauffés ; tant est grande la faci-
« lité avec laquelle le froid et le chaud se remplacent
« alternativement ! Je pourrais citer mille autres
« observations semblables (1). »

Encore une fois, au lieu d'accuser Hahnemann de nier la tradition, on pourrait croire plutôt, comme nous l'avons déjà dit, qu'il a tiré des œuvres d'Hippocrate toute la doctrine homœopathique : en tout cas, ce n'est pas nous qui lui reprocherions d'avoir, fût-ce à pleines mains, puisé dans cette source.

(I) *De l'Ancienne médecine*, 16.

VIII

Préparation et dosage des médicaments.

Malgré les intérêts qu'elle doit léser, malgré les amours-propres qu'elle doit inévitablement froisser, on dit que l'homœopathie fait chaque jour de nouvelles conquêtes. Sous le nom de loi de similitude, de loi de substitution, de méthode substitutive, elle prend sa place et se fait discuter. Si les établissements publics ne lui sont pas encore officiellement ouverts, on n'en sait pas moins sa présence dans les hôpitaux, dans les bureaux de bienfaisance, les dispensaires, etc.

Une dernière barrière lui est encore opposée ; car enfin ;

La loi des semblables peut être vraie ;

L'expérimentation des médicaments sur l'homme en état de santé peut être utile ;

La théorie de la psore semble spécieuse ;

L'opinion de Hahnemann, sur l'essence et l'individualisation des maladies, peut être soutenue ;

Mais qui donc acceptera sa posologie? qui donc voudra croire aux doses infinitésimales ?

N'entendons-nous pas les spirituelles plaisanteries d'un centigramme de sulfate de soude ou de magnésie, dans le lac de Genève, pour en faire un immense purgatif; ou la goutte de citron jetée dans la Seine à Bercy, pour en faire un fleuve de limonade au pont des Invalides, etc., etc.., fadaises, que nous laisserons à ceux dont la science et l'esprit s'en contentent. — Il nous faut de plus sérieux interlocuteurs, lorsqu'il s'agit de questions qui intéressent l'existence ou la santé de tous.

La question des doses est assez importante, pour rendre indispensables quelques développements. Nous aurons à suivre l'argumentation hahnemannienne dans l'appréciation de trois ou quatre points principaux; ainsi : Les petites doses; la convenance ou l'obligation de n'employer les médicaments qu'aux plus petites fractions possible.

La différence des effets médicamenteux selon les doses ;

La préparation des médicaments et les modifications que cette préparation peut leur faire subir ; les propriétés d'une substance étant différentes, selon l'état dans lequel se trouve la substance sujet de l'examen.

Commençons par constater qu'il semble résulter d'une divergence d'opinion parmi les homœopathes, que la question des doses infinitésimales, est tout à fait distincte de celle de la loi des semblables. — La question des doses *infinitésimales*, entendons-nous bien, et non pas la question des doses fractionnées, ou petites doses ; car celle-ci est, certainement, le corollaire *obligé* de la doctrine hahnemannienne.

« Il faut avoir deux choses en vue, dans les ma-

« ladies, dit Hippocrate, être utile, ou du moins ne
« pas nuire (1). »

*Duoque ista elaboranda sunt, ut in morbis com-
modes, aut ne quid offendas.*

Le médicament étant donné pour guérir seulement, c'est à l'expérience de décider quelle est la
dose nécessaire pour cela ; et si la dose suffisante
pour guérir, est assez faible pour ne pouvoir nuire
en aucun cas, n'est-il pas évident que la choisir ainsi
c'est remplir intégralement le précepte de notre
oracle ?

Ce n'est pas tout encore ; exposant toujours les
arguments des homœopathes, ils disent, que l'effet
qu'on désire obtenir d'un médicament, doit en faire
varier la dose ; qu'à certaines doses plus ou moins
fortes, plus ou moins faibles, on produit avec la
même substance des effets opposés. Ainsi, ne tenant
compte que de l'action directe et primitive de certaines substances, les effets du tartrate antimonié de

____

(1) Hippocrate, t. II, *Épidémies*, liv. I, § 5..

potasse ne sont pas les mêmes à haute ou à très-petite dose, — ni ceux de l'ipéca, ni ceux de l'opium. — Tout le monde sait que, si donnant de l'opium dans le but d'amener le sommeil ou l'assoupissement, on reste au-dessous de la dose requise dans un cas donné, l'effet opposé se produit, c'est-à-dire l'insomnie et l'agitation.

En chimie, des phénomènes analogues s'observent, et là où quelques gouttes d'un réactif produisent un précipité, un excès d'acide en empêche la formation, ou le dissout sans qu'il puisse être reproduit. — Nouvelle preuve que très-souvent une forte dose ne saurait produire ce que peut une plus petite.

Nous avons dit : quelques gouttes d'un réactif ; mais parlant scientifiquement, faut-il des gouttes pour produire les phénomènes que nous venons de citer ? — Et si une goutte pouvait se diviser en cent mille parties, ne suffirait-il pas d'une seule de ces cent-millièmes parties pour amener la saturation de la base, et une cent-millième partie ne suffirait-elle pas à déceler l'excès d'acide?.... un atome seul serait suffisant. — Comme un atome seul suffirait à faire pencher l'un des plateaux d'une balance mise en parfait équilibre, ces plateaux fussent-ils chargés du poids de l'univers.

Ce fait admis, quelle sera la limite des petites doses?.... Qui le sait? c'est encore à l'*expérience* à nous l'apprendre.

Il ne faut pas oublier, que toutes les substances médicamenteuses sont des substances ayant le pouvoir d'agir sur l'organisme, d'en troubler les fonctions, de perturber ainsi l'action des forces vitales. — Elles ne sont même médicamenteuses que précisément à cause de ces propriétés.

Il ne faut pas perdre de vue non plus, d'une autre part, les deux objets de la médecine, *guérir et ne pas nuire. « Ne quid offendas. »*

Or, il paraît évident que plus une dose de substance médicamenteuse sera faible ou petite, moins elle pourra nuire ; en sorte qu'on peut dire que,

Dès qu'elle suffit a guérir, *la plus petite dose est toujours la meilleure.*

Toute la question, disent les disciples de Hahnemann, se trouve dans ces quelques lignes ; et toutes les subtilités de l'argumentation ne sauraient infirmer les faits.

Si l'on peut obtenir, répètent-ils, avec un millionième de grain de strychnine, la guérison qui s'obtiendrait également avec un centième, avec un dixième de grain de la même substance ; comme il est certain qu'il y a moins de chances de nuire ici avec un milligramme qu'avec un centigramme, *on ne doit employer que le milligramme.* La raison, Hippocrate et Hahnemann réunis, ainsi l'ordonnent.

Le vulgaire peut bien juger un médicament d'après son poids, ou d'après le volume sous lequel il est administré, et nier la possibilité d'action d'une substance, lorsqu'elle est tellement divisée, ou réduite à tel état de ténuité que ses molécules échappent à toute appréciation de nos sens, et à toutes nos recherches. — Mais des médecins, qui, chaque jour, ont sous les yeux la puissance et les effets de certains virus, de certains miasmes impondérables, ne sauraient partager cette erreur. — Quelle est la quantité de virus vaccinal nécessaire à la destruction, dans les profondeurs de l'organisme, du germe de l'affreuse maladie dont il doit préserver? Séparons l'eau dans laquelle il est contenu, les matières étrangères qui l'accompagnent, et mesurons, pesons, apprécions ce qui reste sur la pointe de notre aiguille ou de notre lancette. — Et quand un de nos collègues nous est enlevé à la fleur de l'âge, au moment où toutes les puissances de l'organisme sont dans leur plus grande vigueur, parce que dans ses études, il s'est égratigné à la plus petite esquille, pourrons-nous nier la vertu des petites doses? — Qui donc a touché, pesé, vu, senti, le miasme du choléra, de la peste, de la fièvre paludéenne, de la rougeole, etc.? Nous savons tous la diffusion des molécules odorantes; quel est le chimiste qui en a jamais apprécié le volume et le poids?......

Si, prenant un grain de mercure, on le triture avec cent grains de sel de lait; si, prenant un grain de ce mélange on le triture encore avec cent nouveaux grains de l'excipient ; continuant ainsi un certain nombre de fois, il arrive qu'après la 3ᵉ trituration on aperçoit aisément les globules du métal au moyen d'une loupe ordinaire; aux 4ᵉ, 5ᵉ, 6ᵉ, il faut une loupe plus puissante; après la 12ᵉ il faut recourir au microscope ; mais on voit très-bien encore les globules métalliques; en sorte qu'on peut bien supposer que, pour les retrouver dans les triturations suivantes, il suffirait seulement d'avoir des instruments plus puissants.

Quand nous levons les yeux vers la voûte céleste, nous apercevons un certain nombre d'étoiles ; avec une lunette on en voit bien plus, avec un télescope, bien plus encore ; et de plus en plus à mesure que les instruments deviennent plus puissants et plus parfaits.—Or, que penser d'un homme qui, n'ayant pas de lunette ou n'en ayant qu'une mauvaise, nierait résolûment tout ce que ses yeux ne pourraient apercevoir?

Personne ne connaît le terme de la divisibilité de la matière; mais tout le monde sait que jusqu'à son dernier atome elle conserve les propriétés générales et particulières qui la constituent.—L'or et le plomb restent distincts jusqu'à leur molécule constitutive.

Si donc, après la division et la subdivision d'une substance dans un excipient quelconque, l'administration de cet excipient *produit les effets connus et attendus de la substance que nous avons voulu administrer*, nous sommes fondés à croire à la présence de cette substance; et si la chimie n'y sait rien voir, nous pouvons hardiment dire à la chimie que c'est sa faute ou celle de ses instruments?

Pour dernier exemple, qu'on prenne dans la campagne deux touffes d'herbe voisines, de la même espèce; qu'on demande au meilleur chimiste de mettre en œuvre ses meilleurs instruments pour les examiner, les décomposer, les analyser, en constater la différence ; et lorsque les balances, les creusets, les microscopes, les réactifs n'auront rien décelé qui les distingue, qu'on amène un braque, un épagneul, il passera sans s'arrêter devant l'une de ces touffes, mais bientôt par un long hurlement ou par tout autre signe, il nous apprendra qu'il a trouvé sur l'autre quelque chose d'insolite ; un petit animal, un oiseau peut-être, l'auront en passant, effleurée du pied !

D'où nous pourrons conclure que, si précis et si puissants que soient les instruments et les réactifs des chimistes, l'organisme vivant en possède, en lui-même, de plus puissants et de plus précis.

Hélas ! l'analyse de l'air, dans les contrées paludéennes, n'a jamais fait découvrir l'agent toxique qui empoisonne si sûrement le malheureux qui l'absorbe.....

Dans tout ce qui précède, la trituration, la dilution des substances médicamenteuses, ne sont considérées que sous le rapport de la division qui doit en résulter. Cependant, pour Hahnemann, comme pour la plupart de ses disciples, cette préparation communiquerait à ces substances, mettrait en évidence ou développerait en elles, soit des qualités nouvelles, soit une bien plus grande énergie dans leur action. — Quelques-uns ont cru trouver l'explication de ces phénomènes dans l'espèce de galvanisation résultant des triturations prolongées, des succussions répétées qu'on fait subir aux médicaments. D'autres ont pensé que ce qui résulterait des préparations usitées dans la pharmacopée Hahnemannienne pourrait ne pas être sans analogie avec ce qu'on remarque lorsqu'une substance passant successivement de l'état solide, à l'état liquide, à l'état gazeux, manifeste, dans ces trois états, des propriétés différentes, et produit des effets dont nous ne connaissons encore ni toutes les conséquences, ni les lois.

L'eau à l'état de glace, liquide ou en vapeur, nous en fournit un exemple.

' On a cru qu'il serait possible de trouver aussi quelque analogie entre les effets des préparations dont nous parlons, · et ce que nous connaissons des phénomènes de la fermentation et de la catalyse. On sait cette propriété des ferments, de communiquer leurs qualités propres à l'excipient qui les reçoit, en sorte que chaque partie de la masse peut devenir à son tour, et dans certaines conditions, le point de départ de production des mêmes qualités, et ainsi de suite à l'infini. On sait que les phénomènes de la catalyse sont de plusieurs ordres : ici ce seront certaines modifications, certaines propriétés qui se communiqueront par le simple contact ; là, il suffira de mettre une substance en rapport, en présence de certaines autres substances, pour y déterminer des effets spéciaux, sans que pour cela, parfois, la substance motrice, si l'on peut ainsi dire, subisse le moindre changement, ou la moindre altération ;

Mais comme toutes ces explications reposent sur des hypothèses dont nous ne pouvons discuter ici la valeur, contentons nous de les avoir mentionnées.

Après ce rapide exposé de la doctrine de Hahnemann, reprenons encore quelques-unes des objections opposées à son adoption.

Nous avons déjà vu qu'on a pensé que les succès obtenus par la méthode homœopathique pouvaient être attribués au régime imposé aux malades. — Or, s'il est vrai que partie de ces succès puissent être rapportés à cette cause, ce serait, comme nous l'avons fait observer, une preuve des sérieuses études en hygiène des disciples de Hahnemann ; car Hippocrate ne dit-il pas :

« On voit les médecins les plus renommés guérir « par le régime et par d'autres combinaisons dans les « quelles le caractère de l'art ne saurait être contesté, « je ne dis pas par un médecin, mais par l'homme « le plus ignorant à qui on les expliquerait... (1). »

(1) *De l'Art.* 6.

Il est cependant bon nombre de cas où le régime ne saurait entrer que pour bien peu en ligne de compte ; ainsi dans les pneumonies, dans le choléra, etc., chez les enfants à la mamelle, etc., etc…

Après le régime, il est de mode de faire honneur des cures qu'on ne peut expliquer, ni contester, au hasard, à la fortune, au bonheur ; mais c'est la science, dit Hippocrate, qui fait le bonheur, quand on sait s'en servir à propos.

….. « Celui qui exclura la fortune de la méde-
« cine, ou de toute autre affaire, disant que ce ne
« sont pas les gens sachant bien une chose, qui ont
« la fortune, me paraît se tromper de tout au tout.
« En effet, suivant moi, ceux-là seuls ont bonne ou
« mauvaise fortune qui savent faire quelque chose
« bien ou mal. *Avoir bonne fortune c'est faire bien;*
« *or, c'est ce que font ceux qui savent.* Avoir mau-
« vaise fortune, c'est ne sachant pas, ne pas bien
« faire (1) ……. »

(1) Hippocrate, t. VI, *Des lieux dans l'homme,* 46.

On objecte encore que, dans les régions officielles, on aurait *expérimenté* l'homœopathie, et que les expériences n'auraient pas réussi.

On répond à cela, qu'il faudrait savoir d'abord, comment ont été faites ces expériences ; si elles ont été faites d'une manière convenable, à propos ; et si les expérimentateurs possédaient une instruction suffisante de la nouvelle doctrine ?

S'il arrivait qu'un peintre (quelque remarquable que fût d'ailleurs son talent), niât la découverte de Daguerre, parce qu'à l'aide d'un manuel et quoique pourvu de tous les instruments, de tous les ingrédients nécessaires, il ne serait pas parvenu à fixer l'image photographique ; pourrait-on mieux faire que de le renvoyer aux Niepce et aux Saint-Victor ?

On raconte (1), que lorsque M. de Humboldt eut annoncé à l'Académie ce résultat d'une expérience de M. Dubois-Raymond, savoir : qu'une contraction

(1 *L'Ami des sciences,* du 24 juin 1855.

musculaire peut produire un courant électrique susceptible de dévier l'aiguille du galvanomètre , on s'empressa de répéter l'expérience, *mais on n'obtint aucun des effets annoncés ;* il fallut que M. de Humboldt vînt lui-même à Paris les produire.....

Enfin, disent les homœopathes, pense-t-on que nous aurions autant de chemins de fer, si les maîtres de poste eussent été chargés d'en expérimenter et d'en apprécier la valeur ?

Ils ne veulent pas cependant qu'on se méprenne sur leurs paroles. Ils apprécient trop bien la mission des corps savants, pour ne pas comprendre leur résistance ; chargés de la conservation des conquêtes de la science, ces corps manqueraient à leurs obligations, s'ils ne s'opposaient, de toutes leurs forces, à l'introduction dans le sanctuaire, de nouveautés, dont le temps, ce grand juge, n'a pas encore sanctionné la valeur. — Ils savent bien que la vérité est vivace et qu'elle peut attendre ; tandis qu'il peut suffire de quelque délai, pour faire justice d'erreurs, d'autant plus à craindre, qu'elles sont spécieuses dans leurs apparences, ou plus habilement fardées.

Pris individuellement d'ailleurs, il n'est pas donné à tous, pas même aux meilleurs esprits de devancer leur époque. Riolan n'en fut pas moins un médecin de grand mérite, quoique niant la découverte d'Harvey (1); et Napoléon, eût-il repoussé Fulton, n'en resterait pas moins le plus grand génie du siècle....

Après s'être convaincu que la doctrine de Hahnemann n'est en désaccord, ni avec l'état de la science en général, à notre époque ; ni avec la tradition prise dans sa source la plus pure ; on se demandera peut-être comment il se fait qu'Hippocrate, ce génie sublime, qui semble avoir touché à la vérité de tous les côtés, ne s'en soit pas emparé pour la proclamer tout entière? Et la réponse se trouvera dans une des propres paroles de ce grand homme :

Ars longa, vita brevis.

(1) Gui Patin, *Lettres*, Paris, 1844, t. II, pag. 537.

La science est longue à connaître, et la vie de l'homme est bien courte !

C'est pourquoi la tâche a été divisée entre plusieurs. — Et de même qu'après Galilée et Newton, il reste une assez belle part de gloire aux Lalande et aux Arago, — de même après Hippocrate, après Hahnemann, il reste assez à faire pour tenter les ambitions les plus hautes et les plus ardentes.

C'est à ceux qui sont jeunes, à ceux dont le cœur est plein d'amour pour la science et la vérité, qu'il appartient de poursuivre l'œuvre si heureusement commencée ; un noble but leur est offert, car l'humanité attend d'eux l'allégement de bien des souffrances.

TABLE DES MATIÈRES.

Corbeil, typ. et stér. de Crété.

www.ingramcontent.com/pod-product-compliance
Ingram Content Group UK Ltd.
Pitfield, Milton Keynes, MK11 3LW, UK
UKHW020028100726
13658UKWH00003B/1184